DE LA

# DILATATION MÉDIATE

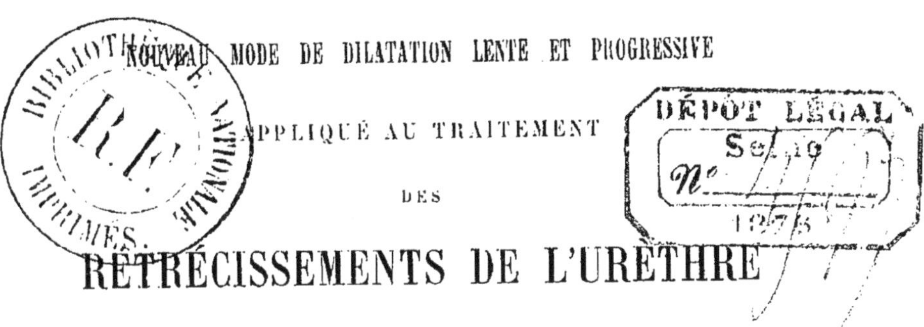

NOUVEAU MODE DE DILATATION LENTE ET PROGRESSIVE

APPLIQUÉ AU TRAITEMENT

DES

## RÉTRÉCISSEMENTS DE L'URÈTHRE

D'ORIGINE INFLAMMATOIRE OU BLENNORRHAGIQUE

AYANT POUR BUT DE SOUSTRAIRE L'ORGANE A L'ACTION DIRECTE DES INSTRUMENTS
ET CONSTITUANT UNE MÉTHODE GÉNÉRALE
ÉGALEMENT APPLICABLE AUX RÉTRÉCISSEMENTS DU RECTUM ET DE L'ŒSOPHAGE
AU COL DE LA MATRICE
A CERTAINES PLAIES OU TRAJETS FISTULEUX, ETC., ETC.

PAR

LE Dr ED. LANGLEBERT

PARIS
V. ADRIEN DELAHAYE ET Cie, LIBRAIRES-ÉDITEURS
PLACE DE L'ÉCOLE-DE-MÉDECINE
1876

DE LA

# DILATATION MÉDIATE

APPLIQUÉE AU TRAITEMENT

DES

## RÉTRÉCISSEMENTS DE L'URÈTHRE

D'ORIGINE INFLAMMATOIRE OU BLENNORRHAGIQUE

---

Tous les auteurs sont aujourd'hui d'accord pour reconnaître que l'inflammation blennorrhagique, pour peu qu'elle se prolonge, est la cause principale des rétrécissements de l'urèthre, qui, une fois formés, entretiennent et perpétuent à l'état chronique la maladie dont ils dérivent.

Je ne me propose point de refaire ici l'histoire complète de ces rétrécissements, sur lesquels la science moderne paraît avoir dit son dernier mot, au moins pour ce qui regarde leur processus étiologique, leurs symptômes et leur anatomie. Mon but est seulement de faire connaître un nouveau mode de traitement destiné, si je ne me trompe, à réaliser un progrès sur les divers procédés actuellement employés pour en obtenir la guérison.

Mais avant de décrire ce nouveau mode de traitement, je crois utile de rappeler ici un fait généralement peu connu, malgré sa haute valeur au point de vue de la pratique : c'est qu'un rétrécissement d'origine blennorrhagique peut exister, même à un degré déjà assez avancé, *sans que le jet de l'urine soit sensiblement altéré dans sa forme et dans son calibre.* Tout au plus le malade éprouve-t-il des besoins d'uriner un peu plus fréquents que de coutume, et, s'il y prend garde, pourra-t-il s'apercevoir d'une légère diminution dans la force avec laquelle le jet est projeté. Le seul symptôme qui le préoccupe alors et le chagrine à bon droit est la persistance de sa blennorrhée.

« A cette époque, dit M. J. Rollet, dans son beau mémoire *sur les rétrécissements commençants de l'urèthre*, on est trop disposé à attendre, pour explorer le canal, que la maladie soit ancienne, et que l'émission de l'urine ait déjà subi quelque modification. On varie les injections, on multiplie les moyens de traitement, on s'acharne en vain contre une blennorrhée prétendue essentielle, qui ne peut céder qu'à une médication dirigée contre la cause du mal, c'est-à-dire le rétrécissement. »

La conséquence pratique de ce fait, que j'ai pu, pour mon compte, vérifier maintes fois, c'est la nécessité d'explorer l'urèthre chez tout individu atteint d'un écoulement chronique (suintement habituel ou goutte militaire), alors même qu'il n'existerait aucune modification apparente de la miction.

Cette exploration, comme on le sait, se fait généralement avec des bougies en gomme, de forme particulière, dites bougies exploratrices ou à boule. Nous n'avons point ici à en indiquer les règles, les supposant connues de nos lecteurs. Disons seulement qu'elle doit être conduite avec la plus grande douceur, afin d'éviter au malade toute douleur vive, capable d'exciter dans l'urèthre des spasmes ou contractions réflexes qui pourraient dérouter le diagnostic. N'oublions jamais que l'urèthre est peut-être de tous nos organes celui qui tolère le moins la violence, et que, pour mener à bonne fin toute manœuvre ou opération pratiquée sur lui, il faut, comme le disait je ne sais plus quel maître, aller : 1° doucement, 2° doucement, 3° toujours doucement.

Un seul mode de traitement, *la dilatation lente et progressive*, convient aux rétrécissements commençants de l'urèthre ou, pour mieux dire, à tous les rétrécissements, quel que soit leur âge, restés mous, facilement dilatables, et encore assez larges pour laisser passer sans trop de peine une bougie n° 10 ou 11 de la filière Charrière.

Pour ces rétrécissements, heureusement les plus communs, et dont le siége habituel est vers la fin de la région spongieuse, à 10 ou 12 centimètres du méat, point n'est besoin de procédés chirurgicaux plus expéditifs. La dilatation lente et progressive, au moyen de l'introduction et du séjour momentané dans l'urèthre de bougies en gomme de divers calibres, suffit dans tous les cas. Quand elle reste impuissante, c'est qu'elle a devant elle un rétrécissement dur ou trop étroit ; et encore n'est-ce que pour un temps, jusqu'au moment ou une sonde placée à demeure aura suffisamment ramolli ou élargi l'obstacle.

Toutefois, la dilatation lente et progressive, si parfaite qu'elle soit aujourd'hui, grâce à la bonne fabrication des instruments, présente encore un assez grave inconvénient : c'est de ne pouvoir exercer sur le rétrécissement l'effort latéral nécessaire pour l'élargir, qu'en imposant à l'urèthre un frottement plus ou moins dur et d'autant plus douloureux que presque toujours, en pareil cas, la muqueuse possède, au niveau du point rétréci, un surcroît de sensibilité. Ajoutons qu'il en résulte fréquemment des hémorrhagies qui, sans être dangereuses, n'en effrayent pas moins les malades, et augmentent ainsi cette tendance à la syncope que provoque si souvent le cathétérisme.

C'est précisément pour obvier à cet inconvénient que j'ai imaginé la DILATATION MÉDIATE. Voici en quoi elle consiste :

*Instruments.* — 1° Une série de bougies creuses en gomme ou *bougies conductrices*, d'environ 30 centimètres de longueur. Ces bougies ne diffèrent des bougies ordinaires, dites à olive, que par une fente longitudinale, s'étendant depuis leur bout libre et ouvert jusqu'à environ 10 centimètres de leur extrémité vésicale (fig. 1).

2° Une série égale de mandrins ou *dilatateurs* en baleine, dont la tige, mince et flexible, porte à chaque bout une olive de 3 centimètres de longueur (fig. 2).

Bougies conductrices et dilatateurs sont gradués par millimètres, du n° 10 au n° 22 de la filière Charrière. Les deux olives qui terminent chaque mandrin sont de grosseurs différentes, l'une dépassant l'autre d'un millimètre en circonférence.

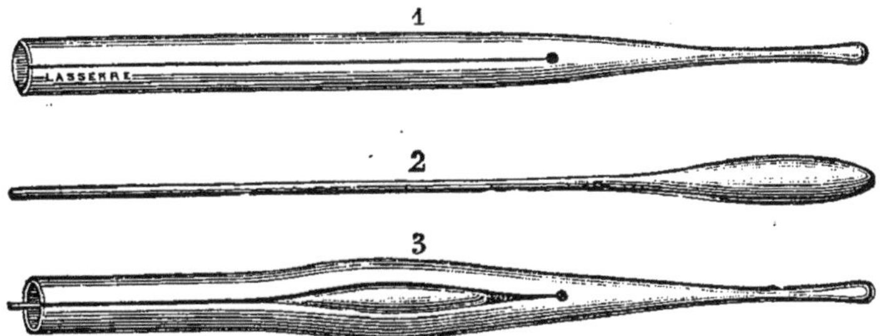


*Manuel opératoire.* — Après avoir reconnu le rétrécissement, mesuré son diamètre, sa longueur et sa distance du méat, on prend une bougie conductrice d'un diamètre égal ou même un peu plus petit, et on y introduit jusqu'au milieu de sa longueur, c'est-à-dire jusqu'à environ 15 centimètres, un mandrin dont l'olive écarte sa fente de 1, 2 ou 3 millimètres, selon le degré de dilatation que l'on veut immédiatement obtenir. Le numéro choisi, soit par exemple le n° 14, devient ainsi, dans la partie de la bougie gonflée par l'olive (fig. 3), un n° 15, 16 ou 17. Cela fait, et après avoir enduit la bougie d'un corps gras, on procède à l'opération de la manière suivante :

Premier temps.—Prenant la bougie de la main droite, on l'introduit dans l'urèthre, *sa fente longitudinale dirigée en haut*, et, sans toucher au mandrin, qui, pendant ce premier temps, doit rester dans la bougie tel qu'on l'y a placé, on pousse le tout aussi doucement que possible, jusqu'à ce que l'olive ou, pour mieux dire, le renflement de la bougie qui lui correspond, rencontre le rétrécissement. Durant cette manœuvre, il faut avoir soin de ne pas quitter de l'œil la fente de la bougie, afin *de la maintenir exactement le long de la paroi supérieure du canal.*

Deuxième temps.—Saisissant alors entre le pouce et l'index de la main gauche, qui tient la verge, le bout de la bougie resté dehors, afin de le bien fixer, on prend le mandrin de l'autre main, et on le pousse lentement, très-lentement, de manière à faire avancer l'olive peu à peu et sans secousse jusque dans le rétrécissement.

Troisième temps.—Après deux ou trois minutes, ou un temps plus long, si on le juge nécessaire, on dégage l'olive du rétrécissement avec autant de soin et de lenteur qu'on a mis à l'y introduire, puis on retire ensemble ou séparément la bougie et son mandrin. Il faut, dans ce dernier mouvement, appuyer légèrement la bougie sur le segment inférieur de l'urèthre, afin de rendre insensible pour le segment opposé le glissement des bords de la fente écartés par l'olive.

Dans les séances suivantes, qu'il convient d'espacer de deux ou trois jours, afin de laisser reposer l'urèthre, on profite de la dilatation obtenue précédemment pour opérer avec des instruments, bougies et mandrins, de plus en plus gros, jusqu'à ce qu'on soit arrivé à la dilatation voulue. Disons en passant que la dilatation peut être considérée comme suffisante, lorsqu'on a amené progressivement l'urèthre à livrer passage à une bougie ordinaire du n° 21 ou 22 de la filière.

Telle est la dilatation médiate, applicable à tous les cas pour lesquels suffit la dilatation lente et progressive par le procédé ordinaire. Elle présente sur ce dernier les avantages suivants :

1° Suppression de la douleur et, par suite, des divers accidents qui peuvent en dériver;

2° Opération rendue plus facile et plus prompte;

3° Diminution dans la durée totale du traitement.

*La dilatation médiate supprime la douleur*. Depuis l'époque récente, 15 janvier de cette année, où j'ai imaginé cette méthode, j'ai pu jusqu'à présent l'expérimenter sur cinq malades, qui tous m'en ont vanté l'innocuité. Trois d'entre eux m'ont déclaré chaque fois n'avoir rien senti au moment où je poussais l'olive; les deux autres m'ont dit éprouver seulement la sensation de « quelque chose passant dans leur canal ». Or, sur l'un de ces deux derniers malades, ce quelque chose était une olive qui, d'un seul coup, le dilatait de trois millimètres (du n° 15 au n° 18), alors que, dans la séance précédente, une bougie ordinaire n° 16 n'avait pu franchir le point rétréci qu'en produisant une vive douleur et la perte de plusieurs gouttes de sang. Ajoutons que si l'olive n'est pas par trop serrée dans le rétrécissement, on peut même, sans que le malade en souffre, lui imprimer quelques petits mouvements de va-et-vient favorables à la dilatation.

Cette suppression de la douleur n'a rien d'étonnant, si l'on considère que la dilatation se fait ici par l'intermédiaire d'une enveloppe qui soustrait la muqueuse au frottement direct de l'instrument, seule cause de la douleur dans la dilatation lente et progressive par le procédé ordinaire. Je ne parle pas, bien entendu, de la douleur que peut produire, au premier temps, l'introduction de la bougie conductrice, douleur nécessairement légère, puisque, suivant la condition première et essentielle de l'opération, cette bougie doit toujours être assez mince pour franchir le rétrécissement sans exercer sur lui le moindre effort.

Pour un moment, j'ai pu craindre que les bords de la fente de la bougie conductrice, en se rapprochant après le passage de l'olive, ne saisissent la muqueuse dans un pincement douloureux. L'expérience m'a aussitôt délivré de cette crainte, le retrait de la fente manquant de la force nécessaire pour amener un tel résultat. Au surplus, notre habile fabricant de sondes, M. Lasserre, a eu l'ingénieuse idée de recouvrir ses bords d'une couche de gomme, ce qui a pour effet d'en adoucir la tranche, et de la rendre ainsi complétement inoffensive.

*La dilatation médiate rend l'opération plus prompte et plus facile.* En effet, tandis qu'avec le procédé ordinaire, il est souvent nécessaire, dans la même séance, de faire passer successivement deux ou trois bougies, un seul instrument suffit pour la nouvelle méthode; car on peut considérer comme un seul et même instrument la bougie conductrice et son mandrin, tous deux restant unis depuis le commencement jusqu'à la fin de l'opération. Ajoutons encore que l'impossibilité de faire fausse route, en suivant ponctuellement le manuel opératoire décrit plus haut, donne au chirurgien plus de confiance en lui-même, et, par suite, une plus grande sûreté de main.

Enfin, *la dilatation médiate abrége la durée totale du traitement*, la suppression de la douleur permettant non-seulement de rapprocher les séances, mais encore de passer plus vite d'un numéro à un autre plus gros. Il convient toutefois de faire ici une restriction pour les cas où le rétrécissement ne serait ni assez mou ni assez facilement dilatable pour n'offrir qu'une résistance modérée. Car si l'urèthre, avons-nous dit, cède volontiers à la douceur, il faut craindre ses révoltes contre la force.

Quelques mots encore pour terminer.

Aux chercheurs de priorité, que suscite invariablement toute découverte ou invention nouvelle, nous dirons de suite, pour économiser leur temps, que la dilatation médiate, telle que nous venons de la décrire, est complétement inédite. Ils n'en trouveront trace dans aucun livre, français, anglais ou allemand, voire même chinois. Nous les supposons trop instruits pour venir ici nous opposer le dilatateur à eau de James Arnott, mis à sec et oublié depuis cinquante ans, les intruments métalliques de MM. Perrève, Holt, Voillemier, Michéléna, instruments de force, bons pour rompre ou déchirer l'obstacle, mais tout à fait impropres à sa dilatation lente et progressive.

Nous croyons d'ailleurs qu'il serait temps de reléguer dans nos musées, parmi les ferrailles antiques et hors d'usage, tous ces engins divulseurs, inutiles et dangereux. Que leurs auteurs, chirurgiens habiles, versés dans l'art difficile du cathétérisme, en aient obtenu quelques bons effets, nous ne prétendons pas le nier; mais si en regard de ces cas heureux, nous mettions en balance les redoutables accidents qu'ils peuvent produire entre des mains inexpérimentées, qui d'avance oserait affirmer que leur *débit*, pour parler le langage anglo-médical de sir Henry Thompson, ne serait pas plus chargé que leur *crédit*, leur passif plus lourd que leur actif?... J'ai vu plusieurs accidents de ce genre : l'un d'eux, pour un léger rétrécissement, avait amené chez un jeune homme une affreuse mutilation du pénis; deux autres furent suivis de mort. Nombre de faits analogues (ruptures de l'urèthre, hémorrhagies graves, infiltrations d'urine, accès pernicieux) ont été également signalés par Sédillot, Cusco, le docteur Thibault, etc.

Peut-être aussi nous demandera-t-on pourquoi nous avons donné le nom ambitieux de *méthode* à une opération qui, après tout, n'est qu'un nouveau moyen plus ou moins perfectionné d'élargir l'urèthre. Nous répondrons que la dilatation médiate, avec la bougie molle et à fente, est bien réellement une méthode, en ce sens qu'elle est susceptible de varier dans ses procédés. Ainsi, pour n'en citer qu'un exemple, supposons qu'on introduise dans la bougie conductrice un petit cylindre d'éponge préparée, de *laminaria* ou de toute autre matière se gonflant à l'humidité, et, qu'après avoir convenablement placé et fixé l'instrument dans l'urèthre, on y injecte de l'eau; n'est-il pas permis de penser qu'on trouverait là un autre procédé de dilatation aussi puissant que peu dangereux, supposé connu, pour un temps donné, le coefficient de dilatabilité de la substance hygrométrique?

Mais ce qui caractérise surtout notre procédé comme méthode générale de traitement, c'est son application possible à d'autres organes. Qui ne prévoit, en effet, que la dilatation médiate puisse être un jour également utilisée contre les rétrécissements du rectum et de l'œsophage, pour ouvrir le col de la matrice, pour élargir certaines plaies ou trajets fistuleux?... Qu'il me suffise de m'en tenir ici à ces simples indications, heureux que je suis si, pour ma faible part, j'ai pu contribuer à améliorer une opération sur laquelle repose presque tout entière la thérapeutique des rétrécissements de l'urèthre, que je résume en trois mots :

Dilater toujours, couper rarement, ne rompre jamais.

Ed. L.

12 mars 1876.

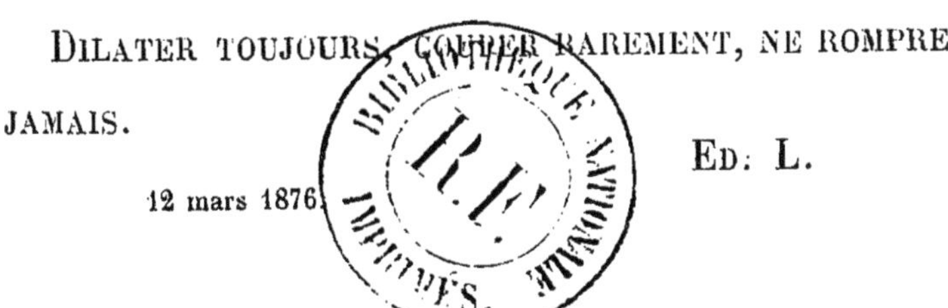

5823 — PARIS. — IMPRIMERIE DE E. MARTINET, RUE MIGNON, 2

www.ingramcontent.com/pod-product-compliance
Ingram Content Group UK Ltd.
Pitfield, Milton Keynes, MK11 3LW, UK
UKHW020459220726
13923UKWH00006B/2637